HUIT MOIS DE CAMPAGNE

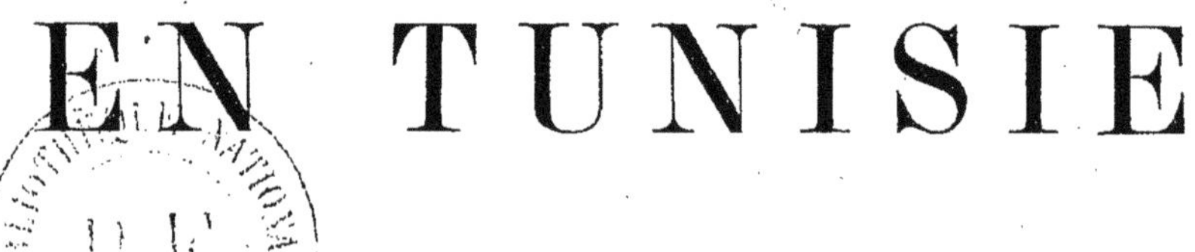

EN TUNISIE

Du 5 mai 1881 au 8 janvier 1882

RELATION MÉDICO-CHIRURGICALE

PAR

Le Docteur FEUVRIER

Médecin en chef
De l'ambulance active de la 4e Brigade
De l'hôpital de la Manouba
Du dépôt de convalescents de la Goulette.

Mémoire récompensé d'une médaille d'argent de l'Académie de médecine

---

PARIS

A. MALOINE, ÉDITEUR

25-27, RUE DE L'ÉCOLE-DE-MÉDECINE, 25-27

HUIT MOIS DE CAMPAGNE

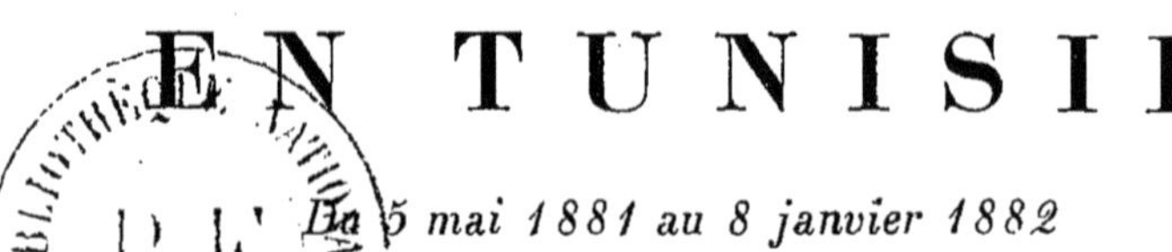

EN TUNISIE

Du 5 mai 1881 au 8 janvier 1882

HUIT MOIS DE CAMPAGNE

EN TUNISIE

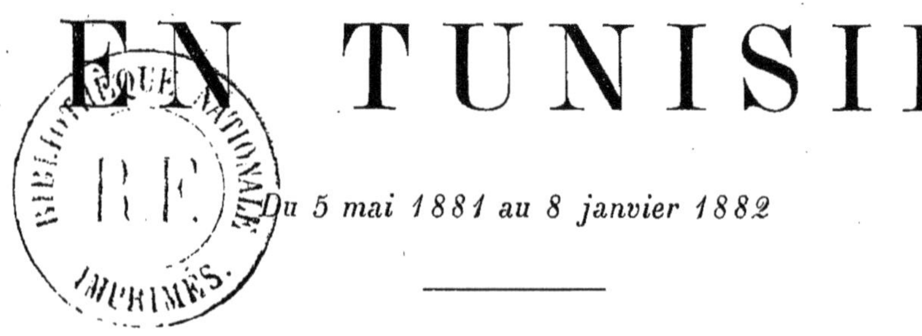

Du 5 mai 1881 au 8 janvier 1882

RELATION MÉDICO-CHIRURGICALE

PAR

Le Docteur FEUVRIER

Médecin en chef
De l'ambulance active de la 4e Brigade
De l'hôpital de la Manouba
Du dépôt de convalescents de la Goulette.

Mémoire récompensé d'une médaille d'argent de l'Académie de médecine

PARIS

A. MALOINE, ÉDITEUR

25-27, RUE DE L'ÉCOLE-DE-MÉDECINE, 25-27

HUIT MOIS DE CAMPAGNE
EN TUNISIE
DU 5 MAI 1881 AU 8 JANVIER 1882

I

Ambulance active de la 4e brigade.

Débarqué à Bizerte le 5 mai, nous sommes, dès le lendemain, chargé par le général Bréart de constituer l'ambulance active d'une colonne d'environ 3.000 hommes, qui doit se mettre en marche le 8. Prenons cette dernière date comme point de départ de ce travail, dont nous puiserons les éléments dans des notes journalières où nous nous sommes appliqué à consigner les faits qui nous ont le plus frappé. Nous n'en tirerons, bien entendu, que ce qui ressortit à notre rôle, à nos attributions de médecin.

L'ambulance active de la 4e brigade est composée comme il suit :

1° Personnel.

MM. Feuvrier, médecin-major de première classe;
Jourdan, médecin-major de deuxième classe ;
Leprêtre, médecin aide-major de deuxième classe;
Pinaqui, officier d'administration ;

Infirmiers, 15 : dont 1 sergent, 3 infirmiers de visite et 11 infirmiers d'exploitation.

2° Matériel.

Approvisionnement complet de cantines d'ambulance active n° 3	1
Grandes tentes	8
Couvertures	60
Brancards	50
Litières	6
Cacolets	80
Barils de 30 litres (3 *pleins de vin*)	6

Une centaine de mulets porteront ce matériel.

La colonne quitte Bizerte le 8 à 3 heures de relevée, un peu tard pour faire sa première étape qui est d'une trentaine de kilomètres. Les hommes marchent bien jusqu'à la nuit, soutenus par l'espoir qu'ils approchent du campement ; mais quand, après une halte de vingt minutes, vers 9 heures du soir, on les remet en marche, les défaillances commencent et nous en laissons tout le long de la route.

L'ambulance recueille les uns sur des cacolets, prend

le sac des autres sur les mulets les moins chargés, l'artillerie en fait autant sur ses voitures, ce qui n'empêche la colonne d'être réduite considérablement à son arrivée à Gourmata, vers minuit.

La tête de colonne ne se soucie pas assez de ce qui se passe à sa gauche, elle marche trop vite pour nous qui sommes forcés de nous arrêter à chaque pas afin de ramasser ses traînards ; aussi, à un certain moment, séparés par plus de 2 kilomètres, nous avons de la peine,

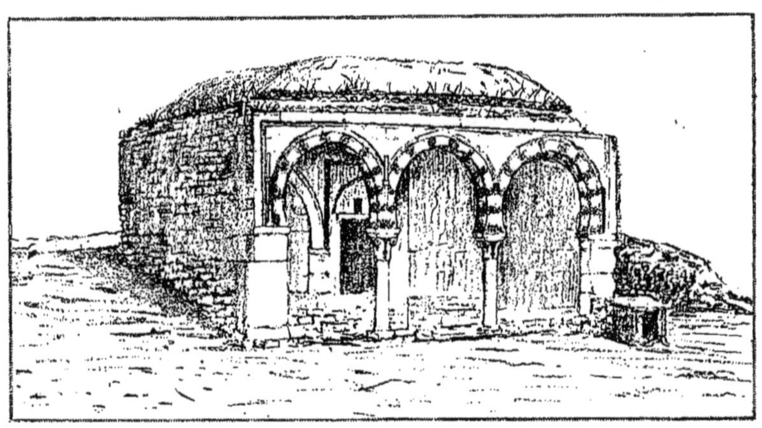

Croquis de l'auteur.

Citerne du Bardo.

au milieu d'une nuit assez noire, à trouver notre chemin et rejoindre. Enfin, laissant plusieurs centaines d'hommes derrière nous, nous arrivons à minuit, avec la pluie, sans savoir au juste où camper. Toute la nuit viennent les retardataires ; il en arrive encore à 11 heures le lendemain matin lorsque, le camp levé, nous nous mettons en marche; et les derniers ne nous rejoindront qu'au Fondouk, notre prochaine étape, qui n'est heureusement qu'à 10 kilomètres. Je dis heureusement parce que les hommes, fatigués par la course au clocher de la veille, par une nuit d'insomnie sous une pluie qui n'a cessé qu'au jour, ont les pieds engorgés dans leurs chaussures mouillées et marchent difficilement.

Ces faits, dont nous avons rendu compte, serviront de leçon et ne se présenteront plus.

Ce matin, 9, un peu avant de partir, on nous apporte un cavalier du 1er hussards qui a une jambe fracturée par un coup de pied de cheval ; nous plaçons la jambe dans une gouttière, après quoi nous expédions le blessé à Bizerte sur une arabas louée par l'intendance pour le service des vivres.

Le 10, nous sommes à Djedeïda, sur le chemin de fer de Tunis à Ghardimaou. Les effets de notre première étape, surtout de la nuit passée sous la pluie, se font sentir : des malades atteints de pneumonie et de diarrhée entrent à l'ambulance, et j'apprends des médecins des corps que bon nombre de militaires toussent, se plaignent de douleurs rhumatismales, de diarrhée, et ont encore à cette heure de l'engorgement des pieds qui les empêche de se chausser.

Le 11, nous recevons MM. Simon, pharmacien aide-major, et Michel, aumônier, envoyés par le sous-intendant militaire de Bizerte.

Du 12 au 17, nous stationnons à la Manouba. Jusqu'à cette dernière date, 36 malades ont été soignés à l'ambulance, parmi lesquels 28 ont dû être évacués, le jour de notre départ, sur un hôpital civil tenu à Tunis par des sœurs françaises. Ces malades étaient atteints de :

rhumatisme articulaire, pneumonie, érysipèle de la face, plaie contuse par coup ou chute, plaie par arme à feu, luxation sous-coracoïdienne, scarlatine, fièvre typhoïde.

Le premier cas de fièvre typhoïde observé par nous est du 15 mai, sur un homme du 14e escadron du train des équipages.

Le 18 mai nous retournons à Djedeïda, où nous restons jusqu'au 2 juin. Comme on nous annonce la création prochaine d'une ambulance fixe à la Goulette, nous dressons nos tentes devant la gare, entre la voie ferrée et la rive gauche de la Medjerda, afin de rendre facile l'évacuation des malades et d'avoir de l'eau à volonté.

Du 18 mai au 2 juin, avant notre départ de Djedeïda, 99 malades sont entrés à l'ambulance : 41 sont sortis guéris, 2 ont été évacués sur l'hôpital civil de Tunis et 56 sur l'ambulance fixe de la Goulette. Les affections ont été, par ordre de fréquence : maladies vénériennes 12 cas, fièvre typhoïde 11, plaie contuse 11, embarras gastrique 10, rhumatisme articulaire 10, diarrhée 8, dysenterie 3, cholérine 3, phlegmon 3, furoncles 3, pneumonie 3, bronchite 3, insolation 3, stomatite 2, angine 2, adénite 2, névralgie 2, scarlatine 2, entorse 2, œdème des pieds 2, fracture du tibia 1, fracture du sacrum 1. Cette fracture du sacrum, par cause directe, a été le résultat d'une chute de cheval. Un cavalier du 1er hussards, démonté par son cheval emballé, est tombé assis sur un tronc d'olivier. Apporté immédiatement à l'ambulance, nous lui avons trouvé l'aile droite du sacrum détachée et en plusieurs morceaux au milieu d'une plaie large et profonde saignant abondamment ; nous avons arrêté l'hémorragie à l'aide de tampons de charpie imbibés de perchlorure de fer solidement fixés par un bandage approprié ; puis, avant l'apparition de toute inflammation, par le premier train, nous l'avons envoyé, lié dans un brancard, à la Goulette, d'où il a été ensuite évacué sur l'Algérie. Nous avons appris plus tard par le médecin du régiment que ce hussard, complètement guéri, avait repris son service.

Nous quittons Djedeïda le 2 juin pour aller faire une expédition chez les Mogodi jusqu'au 24, date à laquelle nous nous retrouvons à la Manouba. Cette expédition nous donne 91 malades que nous gardons peu, étant toujours en route ; 13 seulement sortent guéris, tous les autres sont évacués soit sur Bizerte, soit sur Mateur. Les affections gastro-intestinales dominent de beaucoup, la fièvre typhoïde commence à sévir sérieusement : fièvre typhoïde 30 cas, diarrhée 10, embarras gastrique 9, plaie contuse 9, dysenterie 6, rhumatisme articulaire 6, affections vénériennes 4, pleuro-pneumonie 3, bronchite 3, abcès phlegmoneux 2, fièvre intermittente ancienne 1, cholérine 1, scarlatine 1, insolation 1, conjonctivite chronique 1, ecthyma des jambes 1, ongle incarné 1, fracture du maxillaire inférieur 1, ablation par morsure de cheval de l'ongle et des parties molles recouvrant la phalangette du pouce droit 1.

La fracture du maxillaire inférieur nous est offerte par un cavalier du 9e chasseurs qui est envoyé, sans billet, quelques minutes après avoir reçu un coup de pied de cheval sur le côté gauche de la face. Le coup a porté sur le maxillaire inférieur à l'union de la branche montante avec la branche horizontale, où l'on voit, au point touché, une ecchymose qui remonte jusqu'au milieu de la joue, et autour de laquelle tous les tissus sont tuméfiés, surtout en arrière au niveau du masséter. A cet endroit, la palpation est douloureuse en dehors comme en dedans de la bouche, mais on n'y sent point de crépitation et les dents ne sont pas ébranlées ni même la gencive déchirée. Les arcades sont à leur place et pourtant la mastication est impossible, les mouvements de

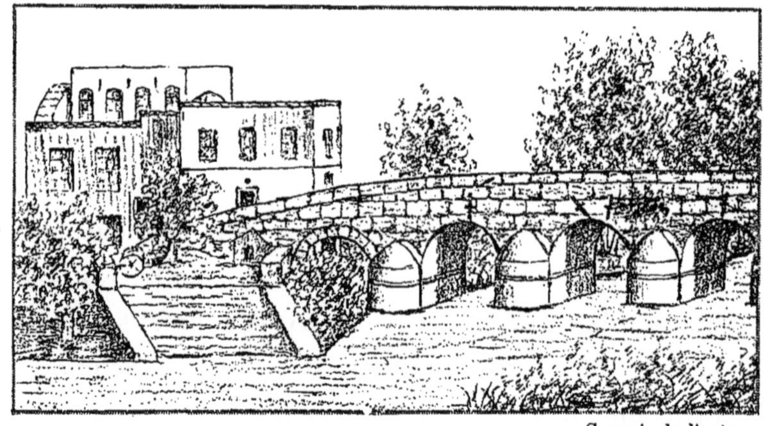

Croquis de l'auteur.

Quartier général de la 4e brigade à Djedeïda.

la mâchoire inférieure sont douloureux et très limités. Quand on saisit le maxillaire de chaque côté des incisives médianes et qu'on écarte et rapproche alternativement les mains, on voit ces deux incisives s'écarter de 2 à 3 millimètres puis se rapprocher jusqu'à se toucher, jusque même à glisser légèrement l'une sur l'autre, la gauche sur la droite, si l'on appuie un peu. Ces manœuvres sont douloureuses, la douleur est localisée au point mobile et au point qui a été touché, toute la région intermédiaire restant indolore. La palpation du menton ne laisse rien percevoir, ce qui donne à croire que l'os n'est pas fracturé dans toute son épaisseur. De ces données nous croyons pouvoir conclure au moins à une fracture du bord alvéolaire du corps du maxillaire inférieur, au niveau de la symphyse mentonnière. Comment cet os, en forme d'arc, frappé sur une de ses branches, a-t-il pu se briser à sa symphyse, si résistante que plusieurs chirurgiens, Boyer entre autres, ont nié la possibilité de sa fracture ? Elle se comprendrait plus facilement si notre cavalier, au moment où il recevait le coup de pied sur la joue gauche, avait eu la joue droite appuyée sur un objet résistant, mais ce n'était pas le cas : il se baissait pour prendre un pied du cheval attaché à une corde au milieu d'un camp, c'est-à-dire en plein air. Nous abandonnons le soin de chercher une explication à ce fait que la nature de ce travail ne nous permet pas de développer plus longuement.

Une lésion d'un autre genre, moins intéressante toutefois, est celle d'un homme du train, ordonnance du chef d'état-major, qui, mordu par son cheval, se voit enlever l'ongle et toutes les parties recouvrant l'extrémité de la phalangette du pouce droit. Ne pouvant retrouver les parties détachées, sans doute avalées par le cheval, nous ruginons un petit lambeau circulaire de périoste et, avec les cisailles, nous abattons la moitié de la phalangette dénudée. Deux jours après, cet opéré est évacué sur Bizerte ; aucune réaction ne s'est encore manifestée.

Dans notre expédition chez les Mogodi, nous avons

eu à suivre des chemins creux, étroits d'un mètre à peine et souvent profonds de plus d'un mètre. Les mulets à cacolets, leurs cacolets repliés, s'y engageaient pour en sortir le plus souvent avec les plus grandes difficultés ; quant aux litières, elles devaient être démontées et portées à bras. Ce sont de petits inconvénients si l'on n'a pas de malades, mais lorsqu'il y a des hommes atteints de rhumatisme articulaire, comme c'était notre cas, il n'est pas simple de suivre une colonne. Pour revenir de l'Oued Cejenan à Sidi-Fetallah, à travers plusieurs kilomètres de ces sortes de chemins, nous avions sur nos litières 4 malades atteints de rhumatisme poly-articulaire et 2 de fièvre typhoïde ayant des hémorragies intestinales. Il nous a fallu demander au commandement 40 hommes de troupe sans sac pour porter ces malheureux à bras, et nous avons retardé la colonne de plus de deux heures. Ne pourrait-on avoir pour ces cas des bâts préparés de manière à recevoir à leur partie supérieure une seule litière, avec les ressorts nécessaires, au lieu d'une de chaque côté ? Nous n'osons l'affirmer, mais il nous semble que les Russes avaient des mulets bâtés de la sorte dans leur expédition de Khiva. Une colonne outillée ainsi doit avoir une bien autre mobilité [1]. Ne serait-ce pas là une question qui vaudrait la peine d'être mise à l'étude?

1. Surtout si l'on considère que la plupart de nos mulets ne sont pas de force à porter longtemps deux litières chargées. Nous choisissions les plus forts pour porter les litières; malgré cette précaution, nous étions obligé de les changer deux ou trois fois durant une étape d'une quinzaine de kilomètres.

Nous sommes au 24 juin et, pour la seconde fois, à la Manouba. Nos pérégrinations sont finies, nous le savons, aussi songeons-nous à nous installer avec un confortable qui nous permette de soigner convenablement nos malades.

Cette petite expédition de la 4e brigade n'a autrement rien présenté d'extraordinaire au point de vue qui nous occupe. Les vivres frais n'ont pas fait défaut; quelques rares fois le pain a manqué et il a fallu avoir recours au biscuit; mais toujours nous avons été suivis par un troupeau qui nous donnait de la viande fraîche de qualité souvent bonne, jamais absolument mauvaise. L'eau, sans être irréprochable, s'est trouvée généralement bonne et en quantité suffisante. Nous avons eu de l'eau de source à Aïn-Glel seulement, partout ailleurs elle provenait de puits ou de quelque rivière comme l'Oued Medjerda, l'Oued Djoumin ou l'Oued Cejenan. L'eau de puits était limpide, fraîche et sans saveur ni odeur; l'eau de rivière était le plus souvent trouble, moins fraîche, d'une saveur douceâtre, parfois saumâtre, mais sans odeur. Les uns ont trouvé cette dernière purgative, les autres non: ainsi le 38e de ligne avait beaucoup de cas de diarrhée qu'il était porté à attribuer à l'eau, tandis que le 92e, qui buvait de la même eau, ne s'en plaignait pas. Nous-même avons bu de l'eau de rivière sans en être incommodé. Il est bon de dire que, par suite de pluies abondantes qui ont duré presque tout le printemps, l'eau de ces rivières, grâce aussi à un courant suffisant, se renouvelait sans cesse. Presque toutes contenaient des sangsues, mais il n'en est résulté aucun accident, à notre connaissance du moins.

De son côté, l'ambulance, largement pourvue à son départ, a suffi à tous ses besoins, et nous y avons gardé nos malades le plus longtemps possible, couchés sur des brancards ou sur leurs toiles de tente transformées en paillasses. L'abri seul était défectueux, nous voulons parler de la tente conique, sous la mince toile de laquelle il serait cruel de laisser ici des malades par la chaleur du milieu de la journée, même au printemps : sous

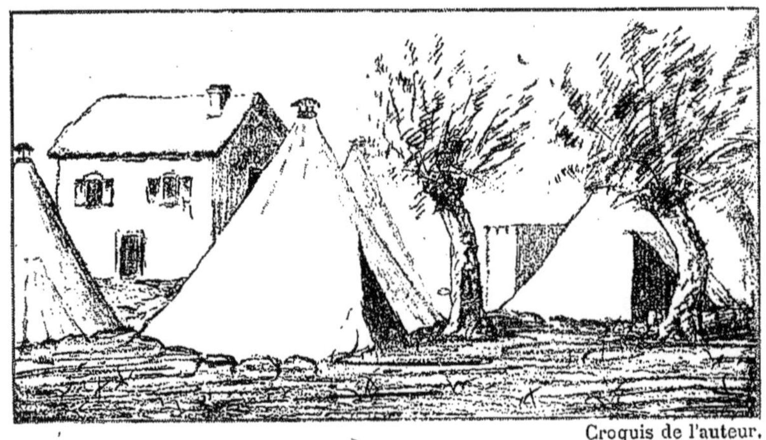

Croquis de l'auteur.

Gare de Djedeïda et ambulance de la 4e brigade.

cette tente, nous constations 35° centigrades le 10 mai, 41° le 21 juin et 42° le lendemain.

Nous prenions toujours nos dispositions pour placer l'ambulance dans le voisinage d'arbres ou de bouquets de lentisques, capables d'abriter du soleil les malades que nous faisions transporter sous leur ombre pendant la plus forte chaleur du jour ; mais, dans ce pays, arbres ou lentisques ne se rencontrant pas à chaque étape, il serait bon de songer à modifier, à améliorer ou à changer ce qui souvent est l'unique abri de nos malades. Des abris en laine ou en feutre conviendraient mieux que ceux en simple toile, tous les nomades des pays chauds nous en donnent l'exemple. Ce qu'il y aurait de préférable encore, ce serait de combiner laine et toile, de faire une double tente, l'une recouvrant l'autre en laissant un espace libre, celle de dessous en laine de couleur foncée à tissu serré ou en feutre, celle de dessus en toile blanche.

Revenons au 24 juin, à la Manouba, où il s'agit de s'installer pour passer l'été. Il ne faudrait plus de tentes pour nos malades, le thermomètre marque 42° ; aussi espérons-nous ne les dresser que pour répondre aux premiers besoins, avec l'espoir que nous n'attendrons pas longtemps une installation plus en rapport avec la saison des grandes chaleurs.

On nous donne l'ordre de placer les tentes d'ambulance entre un mur blanchi à la chaux, exposé au soleil, et une route poudreuse qui va servir, deux fois par jour, de passage aux chevaux de la cavalerie et aux mulets du train, allant à l'abreuvoir.

Le commandement, qui jusqu'à ce jour avait appartenu au général Bréart, est passé aux mains du général Maurand, et ce nouveau chef ne paraît pas avoir pour l'ambulance les mêmes égards que son prédécesseur.

L'endroit est si mal choisi que, croyant à une erreur, je prie l'adjoint à l'intendance de voir le chef d'état-major à ce sujet ; il revient en m'annonçant que c'est l'ordre formel du général. Je fais dresser les tentes, bien décidé à n'y mettre aucun malade, à les évacuer tous sur la Goulette.

Les 25, 26 et 27 juin nous dirigeons sur la Goulette, dès leur entrée conformément à notre programme, 23 malades atteints : 12 d'embarras gastrique, 3 de fièvre typhoïde, 3 de phlegmon, 1 de pleurésie, 1 de rhumatisme articulaire, 1 de dysenterie, 1 de conjonctivite, 1 d'hydarthrose du genou. Dans la nuit du 27 au 28, nous avons un décès par fièvre typhoïde, le premier enregistré par nous depuis le commencement de la campagne. Par une singulière coïncidence, ce même jour, 28, nous sommes avisé que des chambres vont nous être données dans le palais Kéreddine. En effet, le 30, nous prenons possession du local suivant : cinq chambres dans le palais et quatre dans une de ses dépendances. Ces chambres sont petites et peuvent contenir 40 hommes à peine, néanmoins nous sommes content de les avoir, car nous aurons toujours quarante malades soustraits à une température, sous la tente, de 43°, comme hier, par exemple.

En fait de matériel, nous n'avons que le matériel, fort usagé, qui nous reste de l'ambulance active de la 4e brigade. Les brancards, réparés par nos infirmiers, puis des toiles de tentes transformées en paillasses, lorsque nous aurons de la paille, serviront à coucher nos malades. Les médicaments, pour la plupart épuisés, seront remplacés par des médicaments achetés à Tunis. Mais, ce qui va nous manquer surtout c'est le linge, linge de corps et autre ; or, cet état de choses durera un long mois encore, malgré tous nos efforts pour y remédier.

On voit combien il nous manque pour constituer un service approprié aux circonstances. C'est pourtant avec ces faibles ressources que nous aurons à soigner 224 malades jusqu'au 5 août.

L'ambulance s'installe le 30 juin au palais Kéreddine et déjà nous avons 5 cas de fièvre typhoïde grave. Du 28 au 30 inclusivement nous recevons 10 malades qui sont atteints : 5 de fièvre typhoïde, 1 d'embarras gastrique, 1 de diarrhée, 1 de conjonctivite, 1 d'eczéma, 1 de phlegmon du pied.

Bientôt le nombre des malades augmente tellement qu'on est forcé de chercher un local plus grand, car nous ne pouvons nous agrandir sur place, le reste du palais Kéreddine étant occupé au rez-de-chaussée par le 27ᵉ bataillon de chasseurs à pied, au premier étage par les officiers de ce bataillon, par le général Maurand et son état-major, par l'intendance et ses bureaux.

Nous cherchons donc parmi les maisons qui nous entourent celle qui répond le mieux à nos besoins et, après avoir choisi la maison de Sidi Roustem, nous en rendons compte le 3 juillet au sous-intendant militaire, en faisant remarquer : « que cette maison, actuellement inhabitée, est dégagée de toute habitation ; qu'elle a quatre façades à larges ouvertures donnant sur un vaste jardin ; qu'elle peut contenir cent lits ; qu'à côté du bâtiment principal existent des dépendances où peuvent être installés les divers services, de façon à réserver la maison entière pour les malades. »

Le 6, aucune réponse ne nous est parvenue, et nous n'avons plus que 2 places à l'ambulance alors qu'il entre en moyenne 4 malades par jour. J'écris de nouveau ce qui suit au sous-intendant militaire :

« Le nombre des malades à l'ambulance étant de 38 sur 40 places à donner, il est urgent d'occuper sans délai la maison de Sidi Roustem, qui nous a paru remplir les conditions commandées pour l'installation d'une ambulance ou de tout autre établissement hospitalier.

« Les affections graves et contagieuses ont été jusqu'à présent placées dans le petit bâtiment isolé, voisin des écuries de l'état-major ; aujourd'hui ce pavillon est plein à peu près exclusivement de typhoïdiques, de telle sorte que cette catégorie de malades, vu les locaux dont nous disposons, ne peut plus être mise ailleurs qu'au palais Kéreddine, ce que nous avons toujours évité pour ne pas exposer à la contagion le 27e bataillon de chasseurs à pied, qui emplit le rez-de-chaussée de ce palais.

« Au point de vue de l'hygiène la plus élémentaire, aurait-on dû loger un bataillon sous le même toit qu'une ambulance? Non, assurément ! et si cela s'est fait, c'est que nous avons été exclu de la commission de casernement, où nous aurions protesté de toutes nos forces contre une pareille mesure [1].

« Maintenant les faits parlent pour nous, la force des choses impose le déplacement de l'ambulance, son isolement complet. Puisque notre rôle se réduit à former des vœux, nous souhaitons, dans l'intérêt de nos trou-

1. A la première réunion de cette commission, à laquelle j'avais été convoqué, le général Maurand me congédia en me disant : « Docteur votre présence est inutile puisque le sous-intendant est là. »

pes et de nos malades, que ce déplacement s'effectue sans retard. »

Nos notes restent sans réponse et pendant ce temps il nous arrive des malades tous les jours, parfois en grand nombre : 7 malades entrent le 8 juillet, 6 le 9, 3 le 10, 5 le 11, 10 le 12 dans une ambulance déjà pleine. Il faut avoir de nouveau recours aux évacuations et, malgré nous, envoyer à la Goulette des malades atteints de fièvre typhoïde.

Fort à propos, le palais Roustem nous est livré le 13 juillet. Nous aurons de la place pour coucher mal, il est vrai, une centaine de malades ; mais comme, à ce point de vue ainsi qu'à tout autre, ils ne peuvent être mieux ailleurs, nous aurons au moins le plaisir de les voir dans une maison bien bâtie, au milieu d'un superbe jardin d'orangers et de citronniers. Hélas ! nous n'aurons guère que cette satisfaction, et nous souffrirons plus d'une fois en voyant des moribonds s'éteindre dans des vêtements qu'ils n'ont pas quittés de toute la campagne, n'ayant qu'une chemise en lambeau, salie par un long usage et par leurs déjections. A deux jours de France, à vingt minutes de Tunis, ne peut-on avoir quelque linge pour ces malheureux ? J'en réclame partout. Les commandants des bataillons me répondent : « Nous avons de quoi en acheter à Tunis, mais on nous le défend et nous n'avons plus à compter que sur celui que nos dépôts voudront bien nous envoyer. » L'intendance, de son côté, dit avoir demandé en France du linge qu'elle est obligée d'attendre. Et nous attendons ainsi jusqu'au 5 août, impuissant à y rien changer.

Dès le 8 juillet j'écrivais au sous-intendant : « Mon devoir est de vous signaler le fait suivant afin que vous avisiez au moyen d'y remédier. Des malades entrent à l'ambulance avec le seul linge, toujours malpropre, qu'ils ont sur eux, sans linge de rechange dans leur sac. Que ceci arrive, ce qui est souvent le cas, à un malade atteint de fièvre typhoïde et le voilà, par ce seul fait, mis dans une situation absolument opposée à celle qu'exige son affection : malpropreté à peu près irrémédiable, alors qu'une propreté sans cesse entretenue serait le meilleur adjuvant du traitement. »

Le 15 juillet, le général Logerot, arrivé le 12, visite l'ambulance ; il est tellement frappé de l'état de dénuement, de malpropreté de la plupart de nos malades, qu'il ordonne l'achat immédiat, à Tunis, de 100 chemises et 100 paires de draps ; mais, comme on est toujours dans l'attente du linge demandé en France, on se contente d'en acheter une quantité bien moindre, de beaucoup insuffisante, et qui en outre n'est finie de livrer guère avant les premiers jours d'août, lorsque enfin il va en arriver de France.

En effet, c'est le 5 août, comme nous l'avons déjà dit, que nous recevons la moitié d'un approvisionnement complet d'hôpital temporaire de 150 lits. Nous sommes heureux d'avoir le palais Roustem pour y installer ce matériel et pouvoir soigner des malades avec les ressources qu'offre un hôpital.

II

Hôpital temporaire de la Manouba.

1° Locaux.

Le palais Roustem est un grand bâtiment rectangulaire admirablement situé au milieu d'un vaste jardin contenant quatre norias inépuisables.

Le jardin, vraie forêt d'orangers et de citronniers, a deux entrées, l'une au sud où aboutit la route venant du palais et de la caserne Kéreddine qui contiennent à peu près toute la garnison de la Manouba, l'autre au nord donnant sur une route qui conduit directement à la station du chemin de fer. Les petites allées, presque partout couvertes par les arbres, sont à l'ombre tout le jour et offrent les promenades les plus agréables.

Dans la moitié ouest sont les diverses constructions: le palais P, libre, dégagé sur toutes ses façades ; la maison M, dont le rez-de-chaussée contient les bureaux de l'officier comptable avec le bûcher de l'hôpital, et dont l'unique étage sert de logement au personnel médical et administratif ; les écuries E avec un hangar H ; les restes d'une vieille construction arabe où sont, par devant, l'amphithéâtre Am et le magasin du linge sale L, par derrière, les ateliers At des menuisiers, du peintre et des matelassiers, ateliers séparés de l'amphithéâtre par un mur et ayant leur entrée propre. La buanderie est installée en B.

Les quatre norias servent à arroser le jardin tout l'été, sans compter que la première, la plus proche du palais, au sud, fournit en outre à ce dernier de l'eau en abondance, par des tuyaux qui vont au premier étage comme au rez-de-chaussée. La deuxième est à l'angle nord-ouest du jardin, la troisième à l'angle nord-est, la quatrième à l'angle sud-est.

Le palais n'a qu'une porte d'entrée, qui est sur sa façade regardant l'est. Il se compose d'un rez-de-chaussée et d'un premier étage surmonté d'une terrasse.

Entrons au rez-de-chaussée, nous y trouvons : un vestibule *a* ; trois chambres de malades *b*, *c*, *d* à 3, 6 et 4 lits et ayant 1, 3 et 2 fenêtres ; le magasin *e* ; le casernement des infirmiers *f* et *g* ; la pharmacie *h* ; la dépense *i* ; des lieux d'aisance *j*, *k*, *l*, *m* ; la cuisine *n* et la tisanerie *o* ; le magasin des armes et des sacs des malades *p* ; l'escalier principal *q* conduisant au premier étage ; l'escalier de service *r* allant jusqu'à la terrasse. En *t* est un tambour tournant pour le service de la cuisine.

Montons au premier étage par l'escalier principal, tout en marbre blanc. Ici nous n'avons que des salles de malades, les bains *m'* et deux cabinets d'aisance *k'* et *p'*. Les salles de malades sont : *a'* qui a 9 lits et 2 fenêtres plus 1 porte vitrée donnant sur un balcon ; *b'* 4 lits et 1 fenêtre ; *c'* 8 lits et 3 fenêtres ; *d'* 4 lits et 2 fenêtres ; *e'* 7 lits et 2 fenêtres ; *f'* 17 lits et les 9 fenêtres d'une sorte de lanterne qui surmonte cette salle sur la terrasse et sera utilisée l'été, la nuit surtout, au renouvellement de l'air de presque tout l'étage, toutes portes ouvertes ; *g'* 14 lits et 3 fenêtres dont l'une, large de 3 mètres, s'ouvre à l'ouest sur le jardin et les deux autres sur la grande salle centrale *f'* ; *h'* 3 lits et 1 fenêtre ; *i'* 3 lits et 1 fenêtre ; *j'* 3 lits et 1 fenêtre ; *n'* 8 lits et 1 fenêtre ; *o'* 6 lits et 2 fenêtres ; *o''* 1 lit et 1 fenêtre. Les bains *m'* contiennent 1 fourneau, 2 baignoires et 1 appareil à douches.

Tout le palais est dallé de marbre blanc ; les escaliers, même celui de service, sont en marbre blanc ; les chambres, hautes partout de 5 à 6 mètres, sont plafonnées et blanchies à la chaux ; des briques émaillées sont incrustées tout autour des pièces, jusqu'à 1 mètre du pavé dans chacune d'elles, alors que la cuisine en est entièrement couverte du pavé au plafond. On comprend l'immense avantage que présente une semblable disposition au simple point de vue de la propreté indispensable à un hôpital, ne serait-ce que comme possibilité d'un lavage facile et rapide de toutes les salles, sans maculer, sans dégrader les murs.

Nous l'avons dit, les salles sont toutes vastes, hautes et généralement bien aérées, surtout si l'on tient compte de la lanterne de la terrasse, qui donne 7 à 8 mètres de haut à cette salle centrale de si belles dimensions, et dont les neuf ouvertures peuvent faire l'office de cheminée d'appel, de ventilateur.

Jamais, du reste, la moindre mauvaise odeur ne s'est fait sentir, ni jour ni nuit.

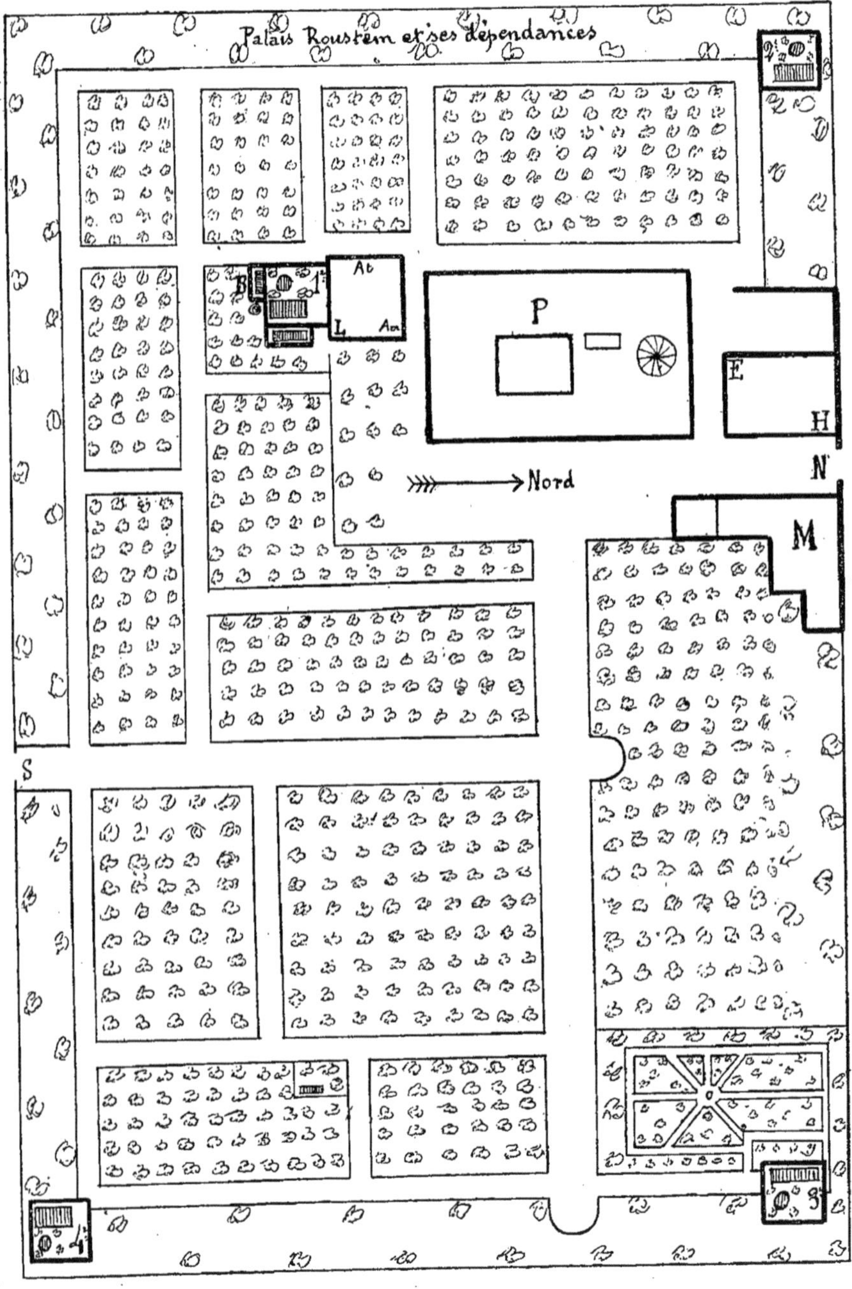
Palais Roustem et ses dépendances
B
1
At
L
Aa
P
E
H
N
Nord
M
S
2
3
4

2° Matériel.

Le matériel reçu le 5 août est celui d'un demi-hôpital temporaire de 150 lits. Encore quelques jours, et les lits seront portés de 75 à 100, et l'hôpital aura de tout en abondance, surtout du linge et des médicaments.

Les lits se composent d'une couchette en fer, d'un sommier Turcker, d'un matelas, d'un traversin et d'une couverture en laine blanche ; 20 ont en plus des oreillers de crin ou de plume.

3° Personnel.

Le personnel n'est autre que le personnel de l'ambulance active de la 4e brigade — MM. Feuvrier, Jourdan et Leprètre, médecins ; Simon, pharmacien ; Pinaqui, officier d'administration — augmenté en septembre d'un médecin aide-major de première classe, M. Comte, et d'un adjudant d'administration, M. Padovani.

Les infirmiers sont, au début, au nombre de 32 : sergents 2 ; caporaux 5 dont 1 de visite ; infirmiers de visite 2 ; infirmiers d'exploitation 23. Quand le besoin s'en fait absolument sentir, nous demandons des auxiliaires aux bataillons.

4° Service et travaux d'instruction.

Tels sont les éléments avec lesquels nous avons pu soigner nos malades dans d'excellentes conditions à partir du 5 août.

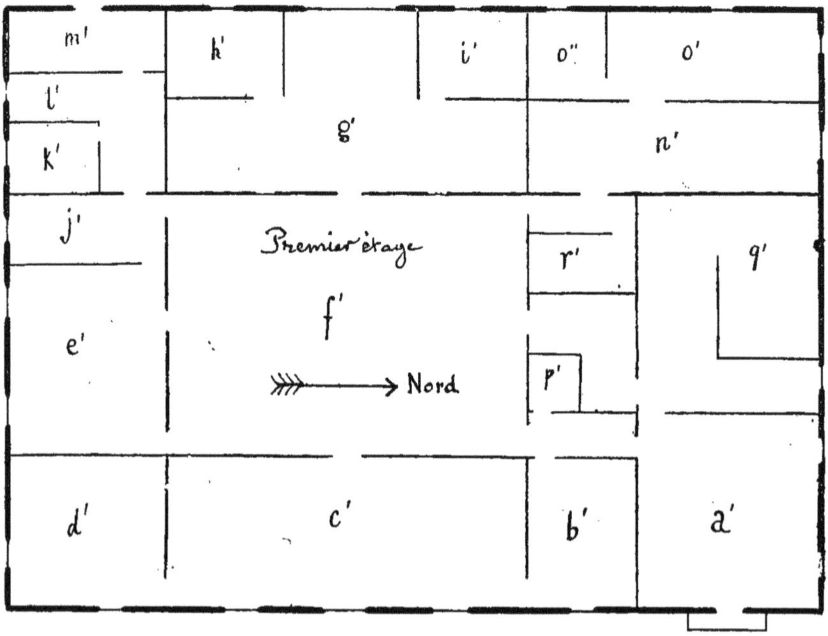

m'
h'
i'
o''
o'
l'
g'
n'
k'
j'
Premier étage
r'
q'
f'
e'
Nord
p'
d'
c'
b'
a'

Plans du palais Roustem

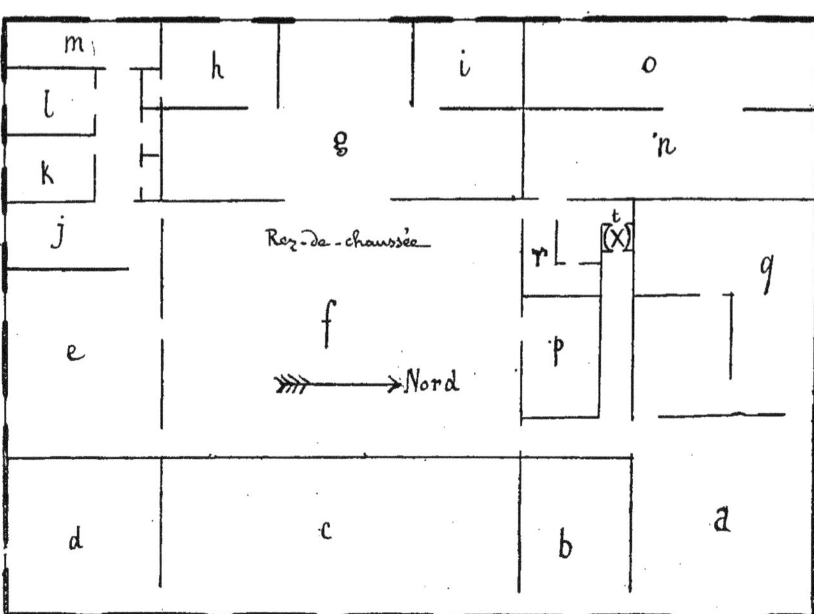

Il n'y a rien de particulier à signaler au sujet des divers services : ils ont fonctionné normalement comme dans tout hôpital. Le service médical a dû être divisé en deux, vu le nombre des malades et la gravité des affections. Deux médecins traitants ont pu de la sorte, sans retarder les distributions de médicaments et de vivres, s'occuper plus longtemps chaque jour de leurs malades que si ceux-ci avaient tous été réunis dans un service unique.

Chaque division contenait de toutes les catégories de malades, car les affections internes ont dominé à un tel point qu'en aucun temps nous n'avons eu assez de blessés ou de vénériens pour constituer un service : il nous est arrivé souvent d'avoir 70 à 80 typhoïdiques sur 100 malades. D'ailleurs, aucun de nous n'était étranger à ce qui se passait hors de son service, les cas intéressants de chaque division ont même toujours été examinés en commun, et nous avons également assisté tous aux 41 autopsies qui ont été faites avec le soin le plus minutieux jusqu'au 30 septembre. La visite commençait à 6 heures du matin et la contre-visite à 4 heures du soir.

5° Observations sur les maladies les plus communes.

Sur 41 autopsies, 40 ont été faites sur des cadavres de typhoïdiques, tellement la fièvre typhoïde a dominé la scène morbide. L'autopsie qui fait exception est celle d'un militaire apporté à l'hôpital dans le coma, avec le diagnostic « accès pernicieux », et décédé trente-six heures après, malgré le sulfate de quinine, sans pour bien dire avoir repris connaissance. Il n'a présenté de particulier que cet état comateux, une pâleur extrême avec teinte subictérique, un pouls petit, misérable, à 84 pulsations. A l'autopsie : intestin pâle, plaques de Peyer un peu teintées, non saillantes, visibles surtout par transparence ; rate moyenne, de consistance normale ; foie gras, vésicule pleine assez volumineuse ; reins graisseux où l'on distingue à peine les deux couches ; cœur graisseux, vide ; poumons sains ; cerveau très anémié, blanc grisâtre, un peu couleur de plomb. Cet homme était boucher et buvait beaucoup.

La fièvre typhoïde s'est présentée avec tout le cortège de ses complications habituelles, sous sa forme ataxique quelquefois, sous sa forme muqueuse avec complications thoraciques en juillet et août, enfin sous sa forme bilieuse avec des diarrhées ou des dysenteries rebelles à partir de septembre. Les complications thoraciques ont été telles, qu'elles ont parfois fait croire à une phtisie galopante. Les températures ont toujours été très élevées, au point que des malades sont restés dix, quinze et jusqu'à dix-huit jours sans que leur température descende, le soir, au-dessous de 40 degrés. Quand, avec cela, le sirocco venait à souffler, la mort faisait d'incroyables ravages. C'est ainsi qu'avec l'apparition du sirocco mouraient ces malheureux thyphoïdiques au début d'une affection d'apparence légère, si légère à leurs yeux qu'on ne pouvait obtenir d'eux de garder le lit : une journée de sirocco les tuait et on ne trouvait à l'autopsie que des lésions abdominales à peine marquées par un léger soulèvement des plaques de Peyer et une rougeur modérée de la muqueuse intestinale, à côté, il est vrai, d'une anémie profonde de tous les tissus, de tous les viscères principalement.

En dehors de ces cas, la mort est survenue à tous les moments de la maladie, et les autopsies nous ont montré l'évolution des lésions intestinales à toutes les périodes, depuis l'injection, le léger soulèvement de la plaque de Peyer jusqu'à la perforation de l'intestin. En effet, la mort par péritonite, suite de perforation intestinale, s'est présentée quatre fois, comme l'autopsie l'a démontré. Les abcès multiples, la parotidite, l'ictère et la gangrène ont aussi été des complications observées. Un typhoïdique est mort d'angine pseudo-membraneuse ; à l'autopsie nous avons trouvé des plaques de Peyer cicatrisées, mais des fausses membranes jusque dans les dernières ramifications des bronches.

6° Mouvement des malades.

Les tableaux suivants, complément naturel de ce qui précède, feront connaître le mouvement des malades du 1er juillet au 30 septembre. Ils montreront clairement aussi combien ont prédominé les affections gastro-intestinales, et quelle a été la gravité de l'épidémie de fièvre typhoïde durant cette période ; car le fléau est loin d'être arrivé à sa fin en septembre : il a fait de nombreuses victimes encore, sur le plateau malsain de la Manouba, depuis que nous avons quitté le service de l'hôpital.

Statistique médicale du mois de juillet 1881.

NUMÉROS de la nomenclature	DIAGNOSTIC des maladies	Restant au 30 juin	Entrés du 1er au 31 juillet	SORTIS PAR : Guérison	Evacuation	Convalescence	Décès	Restant au 31 juillet	Journées de traitement	OBSERVATIONS
4	Fièvre typhoïde.......	5	117	»	10	9	23	80	1.359	
7	Fièvre intermittente...	»	6	2	»	1	»	3	35	
8	Fièvre rémittente......	»	3	»	3	»	»	»	10	
8 *bis*	Choléra sporadique....	»	2	1	»	1	»	»	19	
10	Chancre..............	»	2	1	1	»	»	»	17	
20	Anémie...............	»	3	1	»	1	»	1	16	
53	Bronchite *a)* aiguë........	»	2	1	»	»	»	1	14	
	b) chronique...	»	2	»	1	»	»	1	22	
78	Adénite...............	»	2	1	1	»	»	»	21	
87	Embarras gastrique....	1	43	8	11	»	»	25	328	
94	Diarrhée aiguë.........	1	8	4	1	1	»	3	81	
107	Ictère................	»	3	1	»	»	»	2	14	
124	Orchite blennorragiq...	»	1	»	1	»	»	»	2	
141	Conjonctivite..........	1	3	3	1	»	»	»	56	
167	Phlegmon.............	1	2	2	1	»	»	»	36	
170	Onyxis...............	»	1	»	1	»	»	»	2	
175	Eczéma de la face......	1	»	1	»	»	»	»	6	
201	Fracture compliq. de la phal. du pouce droit.	»	1	»	1	»	»	»	18	
204	Entorse du genou gauch.	»	1	»	1	»	»	»	3	
206	Plaie contuse du pied..	»	1	1	»	»	»	»	11	
		10	203	27	34	13	23	116	2.068	
		213		97						

Statistique médicale du mois d'août 1881.

NUMÉROS de la nomenclature	DIAGNOSTIC des maladies	Restant au 31 juillet	Entrés du 1er au 31 août	SORTIS PAR : Guérison	Évacuation	Convalescence	Décès	Restant au 31 août	Journées de traitement	OBSERVATIONS
4	Fièvre typhoïde.......	80	86	3	»	63	35	65	2.226	
7	Fièvre intermittente...	3	»	1	»	2	»	»	31	
	Fièvre intermittente (accès pernicieux)......	»	1	»	»	»	1	»	2	
10	Chancre..............	»	1	»	»	»	»	1	20	
15	Rhumatisme articulaire.	»	1	»	»	»	»	1	12	
»	Douleurs rhumatism...	»	3	2	»	»	»	1	10	
20	Anémie..............	1	»	»	»	1	»	»	25	
31*bis*	Insolation............	»	3	1	1	»	»	1	16	
53	Bronchite *a*) aiguë........	1	»	1	»	»	»	»	1	
	Bronchite *b*) chronique...	1	»	1	»	»	»	»	9	
61	Pleurésie.............	»	1	»	»	»	»	1	2	
84	Angine pseudo-membr.	»	1	»	»	»	»	1	14	
87	Embarras gastrique....	25	8	22	»	6	»	5	290	
94	Diarrhée aiguë.........	3	17	5	»	2	»	13	234	
95	Dysenterie aiguë.......	»	10	»	»	3	1	6	112	
107	Ictère................	2	4	1	»	2	»	3	81	
128	Périostite alvéolo-dent.	»	1	»	»	»	»	1	2	
141	Conjonctivite	»	1	1	»	»	»	»	9	
166	Abcès froid...........	»	1	»	»	»	»	1	14	
167	Abcès phlegmoneux...	»	1	»	»	»	»	1	20	
172	Erysipèle de la face....	»	1	»	»	»	»	1	4	
175	Eczéma de la face.....	»	1	»	»	»	»	1	5	
204	Contusion du genou....	»	1	»	»	»	»	1	11	
»	Fatigue, faiblesse génér.	»	1	»	»	1	»	»	6	
		116	144	38	1	80	37	104	3.156	
		260		156						

Statistique médicale du mois de septembre 1881.

NUMÉROS de la nomenclature	DIAGNOSTIC des maladies	Restant au 31 août	Entrés du 1er au 30 septembre	SORTIS PAR : Guérison	Evacuation	Convalescence	Décès	Restant au 30 septembre	Journées de traitement	OBSERVATIONS
4	Fièvre typhoïde.......	65	144	»	2	82	13	112	2.001	
7	Fièvre intermittente...	»	2	»	»	1	»	1	12	
10	Chancre..............	1	1	1	1	»	»	»	23	
15	Rhumatisme articulaire	1	3	»	1	2	»	1	36	
»	Douleurs rhumatism...	1	3	2	2	»	»	»	27	
20	Anémie..............	»	8	»	3	4	»	1	40	
31*bis*	Insolation............	1	»	»	1	»	»	»	6	
41	Sciatique.............	»	1	»	»	»	»	1	3	
53	Bronchite *a*) aiguë.......	»	2	»	1	»	»	1	15	
	Bronchite *b*) chronique..	»	1	»	»	1	»	»	5	
61	Pleurésie..............	1	3	»	1	2	»	1	26	
66	Endocard. rhumatism.	»	1	»	1	»	»	»	1	
78	Adénite..............	»	3	»	1	»	»	2	16	
84	Angine pseudo-membr.	1	»	»	»	1	»	»	12	
87	Embarras gastrique....	5	21	14	5	6	»	1	191	
94	Diarrhée *a*) aiguë.......	13	37	5	5	11	»	29	233	
	Diarrhée *b*) chronique...	»	2	»	1	1	»	»	6	
95	Dysenterie aiguë......	6	13	1	»	11	1	6	166	
107	Ictère.................	3	8	3	5	3	»	»	93	
119	Blennorragie...	»	4	»	4	»	»	»	29	
122	Phimosis et végétations	»	1	»	»	»	»	1	15	
»	Balanite..............	»	1	»	»	»	»	1	2	
124	Orchite blennorragiq..	»	1	»	1	»	»	»	13	
128	Périostite alvéolo-dent.	1	»	»	1	»	»	»	21	
134	Entorse tibio-tarsienne.	»	1	1	»	»	»	»	8	
141	Conjonctivite.........	»	4	»	1	1	»	2	40	
155	Otite......	»	1	»	»	»	»	1	8	
166	Abcès froid...........	1	1	»	1	1	»	»	14	
167	Abcès phlegmoneux...	1	»	»	»	1	»	»	12	
172	Erysipèle de la face...	1	»	»	»	1	»	»	6	
175	Eczéma de la face.....	1	»	1	»	»	»	»	4	
204	Contusion du genou...	1	1	»	1	»	»	1	20	
205	Fracture du tibia......	»	2	»	»	»	»	2	5	
»	Plaie par arme à feu...	»	11	»	»	»	»	11	143	
		104	281	28	39	129	14	175	3.252	
		385		210						

III

Observations générales sur la garnison de la Manouba et son épidémie de fièvre typhoïde.

Le 28 juin, quatre jours après notre arrivée à la Manouba, nous étions invité par le commandement à faire un rapport sur l'état de la caserne Kéreddine, destinée à loger les troupes. Ce rapport était envoyé le 29 et nous y disions :

« La caserne Kéreddine, abandonnée depuis longtemps, est devenue une sorte de caravansérail souillé par des détritus, des excréments de toute espèce, sans que jamais personne n'ait songé, semble-t-il, à un nettoyage quelconque.

« Les cours sont remplies d'immondices longtemps accumulées, dont la décomposition a dû profondément imprégner le sol.

« L'état de délabrement de la plupart des bâtiments est si grand, que d'importantes réparations seraient nécessaires pour les rendre habitables, et que, même une fois réparés, ces divers locaux se présenteraient encore dans les conditions d'hygiène les plus mauvaises, à cause de leur construction vicieuse, de leur distribution défectueuse au point de vue d'une bonne aération. Ils se composent en effet d'une quantité de chambres souvent petites, quelquefois sans une seule fenêtre, où sont à craindre tous les effets de l'encombrement.

« Seules, huit grandes chambres, sortes de docks, à gauche en entrant par la première cour, nous semblent pouvoir être habitées, certains travaux effectués. Toutes ces chambres ont leur porte d'entrée sur un large corridor à ciel ouvert. Leurs vastes dimensions assurent aux militaires qui y seront casernés un cube d'air suffisant, si l'on ne dépasse pas le chiffre de cent à cent dix hommes par chambre et si quelques modifications sont apportées dans le but d'en faciliter et d'en augmenter l'aération. Ainsi, on fera bien : d'enlever les grillages des fenêtres, qui retiennent la poussière et en sont actuellement couverts au point d'empêcher, pour ainsi dire, le passage de la lumière ; d'ouvrir et de maintenir toujours ouvertes les lucarnes qui se trouvent au-dessus des fenêtres et de la porte ; de percer à travers le toit au moins une cheminée d'appel au centre, sinon trois, dont une au centre et deux aux extrémités. Inutile de faire ressortir la nécessité de blanchir partout à la chaux ; seulement, pour que cette opération soit efficace, elle devra être précédée du replâtrage de toutes les anfractuosités, de tous les trous des murs. Il serait bon aussi de recouvrir le sol d'un béton imperméable avec une légère pente vers le grand axe du bâtiment, où les eaux de lavage et autres se rendraient naturellement pour s'écouler ensuite au dehors.

« Les officiers des troupes casernées là trouveraient

à se loger à l'étage supérieur du bâtiment abandonné par l'état-major, après assainissement et murage complet des lieux d'aisance de l'escalier.

« Enfin, la rotonde du fond de la caserne pourrait, une fois convenablement réparée, servir d'infirmerie générale à toute la garnison. Les médecins des corps y soigneraient bon nombre de malades dont l'état ne réclame pas absolument l'entrée à l'ambulance, où ils sont envoyés faute d'une infirmerie régimentaire. On éviterait ainsi à l'ambulance une cause d'encombrement et on n'exposerait pas ces malades à contracter, par contagion, quelque affection plus grave. »

Voilà ce que nous disions, ce que nous recommandions au nom de l'hygiène, voici ce que l'on a fait :

Après un nettoyage superficiel, qui a consisté à balayer simplement le sol des cours comme celui des chambres et à blanchir à la chaux sans remplacer le plâtre tombé, infanterie, cavalerie, artillerie et train ont été entassés, caserne Kéreddine, dans des chambres parfois sans fenêtre. Les docks dont nous avons parlé ont logé jusqu'à 250 hommes, alors qu'en guise de cheminée d'appel on s'était contenté de faire une ouverture de plus aux pignons. Les mulets du train ont eu en partage une cour de laquelle les corvées journalières enlevaient encore en septembre des excréments desséchés et généralement en poussière. Un officier du train me disait à cette époque : « Nous commençons à voir les pavés de la cour. » Les soldats du train ont donc passé tout l'été au milieu d'une poussière considérable et infecte. L'artillerie s'est trouvée dans des conditions à peu près aussi mauvaises. Seul, le 27e bataillon de chasseurs, mieux partagé, a logé au rez-de-chaussée du palais Kéreddine dès le 30 juin.

Quant à l'installation d'une infirmerie régimentaire, il n'en fut point parlé. On y songera un mois plus tard à cette infirmerie, pour l'installer dans un des docks à moitié rempli de voitures hors d'usage et de vieux meubles couverts d'une poussière accumulée par les années,

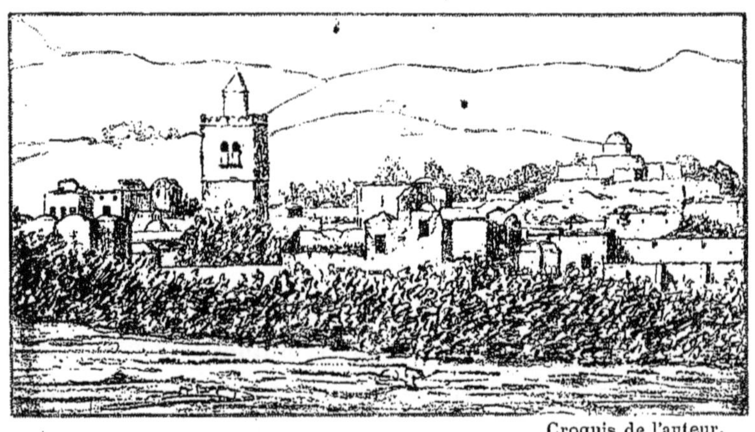

Croquis de l'auteur.

Mateur.

que l'on aura soin de respecter, se contentant de pousser, d'entasser dans un coin tous ces vieux débris.

Sans placer là l'origine, la cause de l'épidémie de fièvre typhoïde qui a sévi sur la garnison de la Manouba, nous sommes bien autorisé à dire qu'un pareil état de choses a contribué à son développement.

Les soldats du train ont été des premiers atteints et ont, durant trois mois, fourni la mortalité la plus grande. Du 1er juillet au 30 septembre, les décès par fièvre typhoïde se répartissent comme il suit : 14e escadron du train, 20 décès ; 9e d'artillerie, 9 décès ; 11e hussards, 8 décès ; 20e de ligne, 7 décès ; 142e de ligne, 7 décès ; 7e chasseurs à cheval, 4 décès ; 92e de ligne, 3 décès ; 1er du génie, 3 décès ; ouvriers d'administration, 3 décès ; 27e bataillon de chasseurs, 2 décès. Sept autres décès, survenus dans le même espace de temps, ont porté sur des malades étrangers à la garnison.

En somme, les troupes qui ont passé par la caserne Kéreddine — car toutes n'y ont pas logé en même temps — ont eu 64 décès par fièvre typhoïde pendant que le bataillon de chasseurs, caserné au palais Kéreddine, en avait 2, un le 8 août et l'autre le 7 septembre.

Nous prenons ce chiffre des décès comme nous pourrions prendre celui de tous les militaires atteints par l'épidémie, les proportions resteraient à peu près les mêmes. Pour ne parler que de juillet, par exemple, les troupes de la caserne ont envoyé à l'ambulance 115 typhoïdiques, ce mois-là, sur un effectif moyen d'environ 1.500 hommes, tandis que le 27e bataillon de chasseurs, avec un effectif moyen de 460 hommes, n'en envoyait que 2. Le 14e escadron du train, qui avait à peu près 450 hommes à son effectif, comptait 44 malades parmi ces 115, pour sa part.

Au point de vue de l'alimentation, il n'y a rien à dire. La nourriture a toujours été saine et abondante, l'eau potable de bonne qualité. Nos soldats ont péché plutôt par intempérance. Malgré une paye suffisante, presque tous ont plus ou moins reçu de l'argent de leur famille. Si je ne m'en étais assuré autrement, j'en aurais une preuve dans les nombreux débits de toutes sortes qui, tout l'été, ont vécu sur la garnison. Ces débits ont été surveillés de près par une commission d'officiers au nombre desquels se trouvaient le médecin aide-major et le pharmacien de l'hôpital.

A part deux malencontreuses reconnaissances, la troupe n'a pas eu à endurer de grandes fatigues. Ces deux reconnaissances ont eu lieu le 25 et le 26 juillet, dans la direction du sud, par un sirocco des plus violents; aussi, le 26, il entrait 20 malades à l'ambulance, le 27 il en entrait 30 et le 28 encore 11, chiffres qui n'ont pas besoin de commentaire.

Où donc alors chercher la cause de l'épidémie qui s'est déroulée pendant trois mois sous nos yeux ? La fièvre typhoïde nous est-elle venue de la province de Constantine par Ghardimaou et Béja avec le 27e bataillon de chasseurs, depuis quelques jours campé au camp des oliviers avec un détachement du 92e de ligne quand nous arrivons à la Manouba ? C'est en effet le 27e bataillon de chasseurs qui a, le 28 juin, le premier décès de la garnison, et par fièvre typhoïde ; c'est ensuite le 92e qui fournit les premiers cas de cette affection, que l'on pourrait croire lui venir par contagion du 27e bataillon de chasseurs, si l'on n'était renseigné sur ses propres antécédents.

Il est possible, il est même certain que le 27e bataillon de chasseurs, fort éprouvé par la fièvre typhoïde dans ses derniers campements, l'a apportée à la Manouba ; mais il est non moins certain que tous les corps qui arrivent avec nous en ont plus ou moins présenté des cas soit à Djedeïda, soit à Mateur, soit au camp de l'Oued Cejenan.

Ne savons-nous pas que la colonne Bréart, dont les débris vont constituer la majeure partie de la garnison de la Manouba, a eu la fièvre typhoïde dans ses rangs dès le milieu de mai, avant tout contact avec d'autres colonnes? Le premier cas a été observé le 15 mai, on le sait, sur un soldat du 14e escadron du train; le deuxième l'a été le 18 mai sur un ouvrier d'administration de la 24e section ; le troisième, le 19 mai sur un soldat du 38e de ligne ; le quatrième, le 23 mai sur un soldat du 92e de ligne ; le cinquième, le 24 mai sur un cavalier du 1er hussards. C'en est assez pour montrer que la fièvre typhoïde s'est déclarée à peu près en même temps dans les différents corps, de provenances différentes, d'une colonne en marche où chacun participait, à peu de chose près, aux mêmes fatigues et, en général, aux mêmes conditions d'existence, sans qu'il soit nécessaire de l'attribuer à l'importation, de lui donner une origine antérieure à l'entrée en campagne, par contagion dans les garnisons précédentes, d'autant plus que ce serait supposer à la fièvre typhoïde une durée d'incubation qui n'est point la sienne.

D'après cela, n'est-on pas en droit de dire que la fièvre typhoïde de la brigade Bréart — pour ne parler que de ce que nous avons vu — résulte d'une auto-infection, qu'elle est née et s'est développée parmi des troupes vivant en plein air par une chaleur modérée, il est vrai, mais dans un milieu jeune, où elle a trouvé un terrain des plus favorables et puisé son premier aliment?

En France, les recrues, à peine arrivées au régiment où un genre de vie nouveau les attend, ne fournissent-elles pas des victimes à la fièvre typhoïde pour bien dire chaque année? Pourquoi alors des soldats de 21 à 23 ans, partis de France, de régions tempérées, et jetés sans transition, par les voies les plus rapides, sur le sol africain pour y mener la vie des camps, une vie nouvelle, sous des influences physiques et morales débilitantes, pourquoi ne paieraient-ils pas tribut de la même façon à la fièvre typhoïde ?

Et si d'autres causes ont eu leur part d'action dans l'épidémie à l'éclosion de laquelle nous avons assisté, si la contagion, le surmenage, l'encombrement, les cantonnements et campements malsains, lot fréquent des armées en campagne, ont aussi joué un rôle, il n'en reste pas moins évident que celle qui a rempli le rôle principal, celle qui s'est montrée partout, dans toutes les colonnes, la cause dominante, en un mot, a été : le jeune âge des soldats.

IV

Dépôt de convalescents de la Goulette.

Nous sommes au mois d'octobre, l'inspection générale est terminée et M. le Dr Baudouin, médecin principal de première classe faisant fonction d'inspecteur, nous annonce officieusement que prochainement nous serons chargé d'installer, à la Goulette, un dépôt de convalescents. Le 10 octobre, M. le Dr Mathis, médecin principal de deuxième classe, nous remplace à l'hôpital de la Manouba et, quelques jours après, nous allons en effet à la Goulette, par ordre ministériel, chercher une maison et procéder à l'installation du dépôt.

Ce dépôt de convalescents, nous en avons demandé la création dès le mois de juillet ; mais, l'autorité militaire ne se rendant pas compte alors de son utilité, aucune suite ne fut donnée à notre demande. Cependant on pouvait déjà prévoir que nos ambulances ne tarderaient pas à regorger de malades, qu'il faudrait faire de la place, envoyer en convalescence bon nombre d'hommes que l'on ne reverrait plus. Nous ne manquions pas de faire ressortir tous les inconvénients de cette mesure forcée dont bénéficieraient fatalement bien des hommes légèrement atteints, des hommes auxquels quelques jours d'un régime spécial, hors de l'hôpital, suffiraient pour être mis en état de reprendre leur service, des hommes, enfin, qui offriraient l'immense avantage d'avoir payé leur tribut au climat et quelquefois à l'épidémie régnante. Quand nous parlions ainsi, on nous répondait que les malades envoyés en convalescence dans leur famille se rétabliraient plus vite. Nous étions loin d'en disconvenir ; mais n'était-ce pas méconnaître l'intérêt général?

Aujourd'hui l'expérience est faite, elle nous a donné raison. Ainsi, cet été, par les nombreuses convalescences accordées, l'armée de Tunisie a perdu des hommes jusqu'à un certain point acclimatés, pour les voir remplacés par d'autres qui la plupart ont dû passer par les mêmes tribulations, les mêmes épreuves d'acclimatement. Bien plus, ces nouveaux venus, tombant en pleine épidémie de fièvre typhoïde, ont fourni comme un nouvel aliment au foyer morbifique. Nous savons en effet combien ces derniers ont donné de victimes, car nous n'avons pas oublié ces recrudescences épidémiques, disons mieux, ces nouvelles épidémies qui n'ont jamais manqué d'augmenter la mortalité à chaque arrivée de troupe. Qu'y pouvions-nous faire, nous médecin? le constater et continuer l'envoi en France des convalescents jusqu'à ce que nos conseils soient écoutés.

N'est-ce pas en outre d'un mauvais exemple, d'un effet déplorable en campagne, que de laisser entrevoir au soldat la possibilité de rentrer en France autrement qu'avec son régiment. Le moral général baisse, la résistance est moindre, l'émulation disparaît, le nombre des carottiers et même celui des malades augmente, et ainsi peuvent fondre des armées. Et le danger est d'autant plus grand que les troupes sont jeunes, comme nos troupes actuelles.

Voilà les raisons que nous faisions valoir, les sentiments qui nous animaient lorsque nous demandions en juillet la création d'un dépôt de convalescents. Bien que nous nous adressions à un esprit ouvert, à un général plein de sollicitude pour ses troupes, au général Logerot, nous n'avons eu gain de cause que trois mois plus tard, l'épidémie battant son plein.

En effet, la création d'un dépôt de convalescents n'est acceptée qu'en octobre, et son installation n'a lieu que le 7 novembre, dans la maison Moustapha, choisie par nous à la Goulette, au bord de la mer. Dès le lendemain nous recevons nos premiers clients.

1° Local.

La maison du dépôt de convalescents est une vaste construction bâtie en forme de fer à cheval, dégagée de tous côtés et composée d'un rez-de-chaussée très élevé avec toit en terrasse. Sa cour intérieure, de belle dimension, est ouverte à l'est sur la plage, à quelques mètres de la mer, en face de l'établissement de bains, qui est sur pilotis au milieu de l'eau et où vient en été tout Tunis. Fermée par une simple grille en fer F, qui laisse voir la mer et une grande partie du port de la Goulette, cette cour est un lieu de récréation des plus agréables. Du côté de l'ouest sont les écuries G, un hangar H et des logements de domestiques J, construits également autour d'une cour intérieure. Dans chacune des trois cours est un bassin E alimenté d'eau du Zaghouan,eau

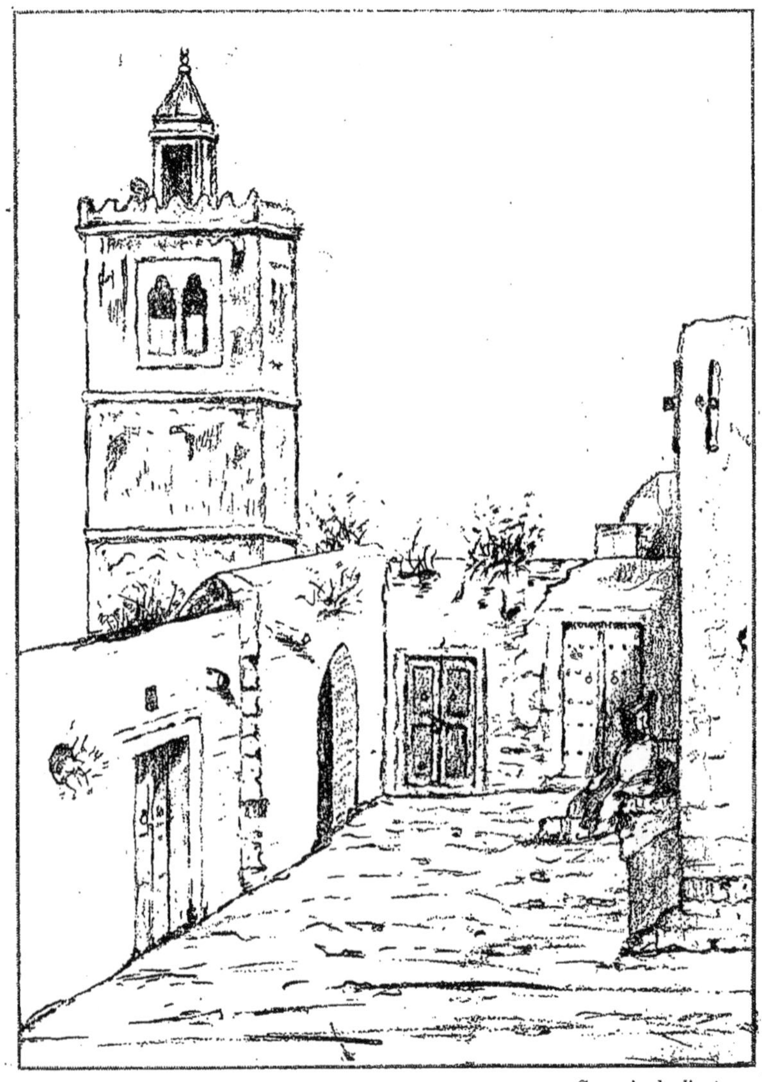

Croquis de l'auteur.

École et mosquée de Mateur.

remarquablement bonne amenée de cette montagne par l'aqueduc qui fournit à Tunis.

Les convalescents occupent les bâtiments A, B, C, D, dans lesquels 260 lits d'hôpital ont été placés pour eux. Chaque bâtiment contenait trois logements complets avec cuisine ; mais de ces cuisines on a fait des chambres aussi propres que les autres, si bien qu'on a pu y mettre des lits. Comme il est facile de le voir sur le plan, les six logements des bâtiments A et D se ressemblent et ont chacun six chambres autour d'une salle centrale K. Cette salle, surmontée d'une véranda qui lui donne son jour, contient une grande table et deux bancs, et sert de réfectoire, de salle commune où se tiennent les hommes par le mauvais temps. Une salle semblable K, mais plus vaste, se trouve de même au centre du bâtiment B, et remplit le même but. Dans le bâtiment C, il y a, en dehors des chambrées de convalescents : la chambre de l'officier I, la chambre du médecin aide-major L, la pharmacie M, la tisanerie X, le bureau de la comptabilité N éclairé par une assez large lucarne vitrée, le magasin des vivres O, les magasins du matériel P et Q, la chambre des infirmiers R, et celle des sous-officiers employés au bureau S. La cuisine T est bâtie en planches dans la grande cour ; elle a un robinet d'eau à sa porte. On a bâti pareillement en planches deux cabinets d'aisance avec tinettes mobiles U ; car les lieux d'aisance des divers logements, construits dans un coin de chaque cuisine, ont été murés après avoir été vidés complètement et désinfectés avec le plus grand soin, en même temps qu'il a été procédé au nettoyage de ces cuisines pour en faire des chambres habitables. Une

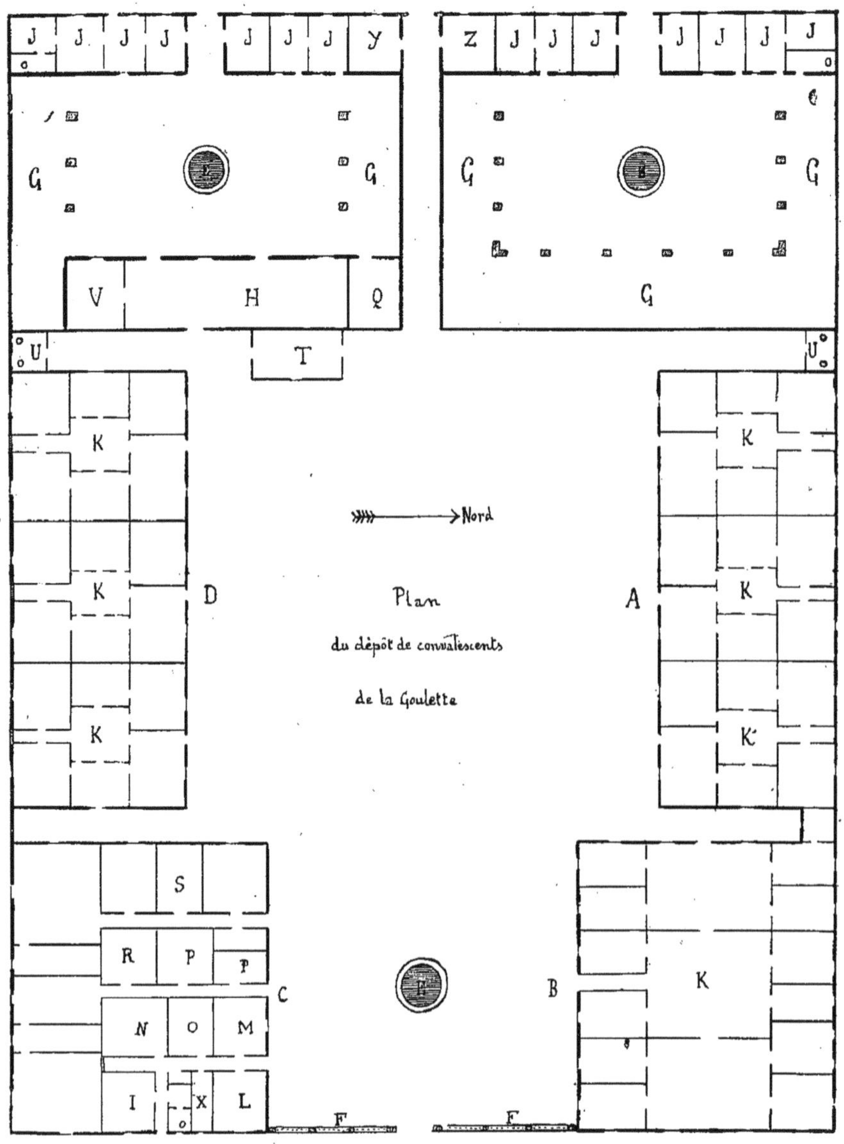

Plan du dépôt de convalescents de la Goulette.

Façade principale à l'est, sur la plage.

buanderie a été établie dans le hangar H, qui renferme en outre une salle de police V.

La porte ouest, vraie porte d'entrée du dépôt, donne sur une immense place, bordée du côté opposé par la gare et la voie du chemin de fer de Tunis. Elle est gardée le jour par un petit poste de convalescents assez valides, logés durant leur garde, dans la chambre Z, et la nuit par un caporal, le caporal de l'ordinaire, qui couche dans la chambre Y.

Les logements des convalescents n'ont d'issue que sur la grande cour intérieure; au dehors, leurs portes ont été condamnées lors de notre prise de possession, et leurs fenêtres sont garnies de barreaux.

2° Matériel.

Le matériel se compose essentiellement : d'un matériel de pharmacie qui est à peu près celui d'une pharmacie régimentaire; d'un matériel de cuisine et d'une buanderie portative de 250 lits ; de 260 lits garnis d'une paillasse, d'un matelas, d'un traversin et d'une couverture grise, avec 800 draps en toile de rechange; enfin de 25 tables et d'une centaine de bancs.

3° Personnel.

a) Service sanitaire :

MM. Feuvrier, médecin-major de première classe.

Grognot, médecin aide-major de première classe.

Infirmiers 4, dont 1 caporal, 1 infirmier de visite et 2 infirmiers d'exploitation.

b) Administration et discipline :

M. Renard, lieutenant au 96e de ligne, ayant 1 fourrier et 2 caporaux sous ses ordres.

4° Fonctionnement.

a) Le service médical consiste en une visite dans les salles, tous les matins, des hommes qui se sont fait porter malades au réveil. Une visite hebdomadaire est en outre passée à l'effet de désigner pour sortir les hommes en état de reprendre leur service, dont la liste est aussitôt envoyée à la Place, qui fait rejoindre à chacun son corps au fur et à mesure du départ des convois ou des bateaux.

Les malades atteints d'affection aiguë d'une certaine gravité sont transportés par une voiture d'ambulance à l'hôpital Kéreddine, établi à 1.500 mètres du dépôt, sur la route de Carthage.

Tout entrant est amené par un homme du poste, présenté au médecin aide-major, puis, si ce dernier le reçoit, conduit au bureau où lui est donné le numéro de son lit, d'après un tableau des lits vacants tenu à jour.

Le médecin aide-major est chargé du service de la pharmacie ; il prépare lui-même toutes les prescriptions de la visite du matin, qu'il fait distribuer par l'infirmier de visite et un infirmier d'exploitation. Il assiste aux bains chauds que tous les convalescents, non exemptés par nous, prennent chaque semaine à l'établissement de bains publics de la Goulette.

b) La discipline ne laisse rien à désirer. Pour faciliter sa tâche, l'officier, qui en est seul chargé, se sert des gradés convalescents distribués à dessein dans les divers logements, dont il leur confie la surveillance. Une salle de police est à sa disposition.

c) L'administration du dépôt de convalescents est des plus simples, sans complication aucune, partant bonne et digne d'être proposée pour modèle.

La comptabilité est tenue par le fourrier et un caporal qui est en même temps vaguemestre. Un registre trimestriel analogue à celui des corps de troupe suffit. Les pièces à l'appui des mutations ne sont que des états de mise en subsistance et des états de cessation de mise en subsistance.

La solde est perçue au moyen d'états réguliers, elle est uniforme pour toutes les armes représentées au dépôt, c'est celle de l'infanterie.

L'ordinaire étant la manière de vivre des convalescents, il existe un cahier d'ordinaire. Le deuxième caporal est chargé des détails de l'ordinaire et des distributions; on sait déjà qu'il couche dans la chambre Y, à droite de la porte ouest, et qu'il sert ainsi de portier-consigne la nuit.

Les vivres se touchent à l'aide de simples bons signés du lieutenant et portant le visa du sous-intendant militaire de la Goulette. Les allocations de vivres sont : 1 ration de pain, 1 ration 1/2 de viande, 1 ration de riz, sel, sucre et café, 2 rations de vin.

Ces rations sont très fortes, aussi l'ordinaire peut

fournir un rata ou ragoût chaque jour et, à chaque repas du matin, une ration de fromage, figues sèches ou confitures. Les économies de vin provenant des hommes mis à la diète sont employées à la préparation du vin de quinquina, qui est distribué à tout convalescent chaque matin à raison de 100 grammes par homme. Le sucre non employé pour ces mêmes hommes à la diète sert à édulcorer le thé, que la pharmacie fournit aux moins robustes comme boisson journalière exceptionnelle, la boisson commune étant la limonade citrique ou tartrique, ou la glyzine.

D'après les prescriptions du médecin, il y a trois régimes : le régime complet, qui donne droit à la ration entière ; le demi-régime, qui est celui surtout des diarrhéiques, à peu près nos seuls malades, pour lesquels on transforme en œufs une partie de la ration ; enfin la diète, qui permet de faire des économies dont nous venons de dire l'emploi.

Le caporal infirmier a la garde du magasin du matériel, car ce matériel appartient au service des hôpitaux militaires ; il s'occupe tout particulièrement de l'entretien de la literie et de l'échange des draps. Le quatrième infirmier est chef de cuisine, avec des convalescents de bonne volonté comme aides.

Quoi de plus simple que ce mécanisme administratif, de plus simple et de plus complet ! Et tout marche à ce point que nous ne croyons pas qu'il y ait le moindre reproche à adresser au fonctionnement du dépôt de convalescents. Nous n'avons jusqu'à ce jour entendu la plus petite plainte ; bien au contraire, nous pouvons assurer que nos malades se trouvent si bien au dépôt que nous avons de la peine à les en faire sortir.

Tout à l'heure on a lu, non sans étonnement sans doute, que l'ordinaire fournit à la pharmacie le vin du vin de quinquina et le sucre à édulcorer le thé. Notre pharmacie, paraît-il, n'a droit ni au sirop ni au sucre ; elle ne peut non plus recevoir son quinquina que sous forme de poudre, d'extrait ou d'alcoolé. Si donc nous n'y avions avisé, les potions seraient données sans sirop, le thé sans sucre et les hommes n'auraient pas de vin de quinquina.

Nous avons essayé d'avoir pour nos convalescents les plus affaiblis du vin de Banyuls ; mais un modeste bon de 50 litres, signé par nous et envoyé au visa du sous-intendant militaire, nous a été retourné le 25 novembre avec l'observation suivante : « Les militaires du dépôt de convalescents, recevant deux rations de vin par jour, ne sauraient recevoir en outre du vin de Banyuls, qui est réservé exclusivement pour les militaires en traitement dans les hôpitaux. Par suite, le bon ci-joint ne peut être visé. »

Ainsi se passent de vin de Banyuls les convalescents du dépôt. Ils s'en passent, ajouterons-nous, pendant que 1.200 litres de ce vin, nous allions dire se perdent, disons simplement se trouvent depuis deux mois sur les quais de la Goulette, à deux pas de nous.

La Société de secours aux blessés de la Gironde, que nous ne saurions trop remercier, nous a fort heureusement envoyé pour nos hommes, vers le milieu de décembre, 220 litres de vin de Bordeaux et 150 litres de rhum.

Nous ménageons, tout en l'employant à propos, ce précieux envoi. Les plus faibles reçoivent 100 grammes de ce vin par jour, et 50 grammes de rhum sont ajoutés à leur thé.

5° Mouvement des convalescents.

Les militaires entrent au dépôt par billet ou par évacuation. Les évacués nous sont venus jusqu'à ce jour de l'hôpital Kéreddine, notre voisin, des hôpitaux de la Manouba, Sousse, Sfax, et Gabès, et des ambulances de Béja, Ghardimaou et Fernana. Les entrants par billet sont arrivés directement des corps de troupe de la Goulette, Tunis, Hammam-Lif, Rhadès et du Belvédère.

Depuis deux mois que le dépôt de convalescents existe, c'est-à-dire du 8 novembre 1881 au 8 janvier 1882, il a reçu 418 hommes ; or sur ces 418, il en a déjà rendu 240 à leur service, ainsi que l'indique le tableau suivant, en parfait état de santé :

Mouvement des convalescents du 8 novembre 1881 au 8 janvier 1882.

GENRE DE MALADIE	ENTRÉS PAR :		SORTIS PAR :		Restants le 8 janvier	OBSERVATIONS
	Billet	Évacuation	Guérison	Évacuation		
Fiévreux.........	67	326	230	69	94	
Blessés ordinaires.	1	16	5	2	10	
Blessés de guerre..	»	1	»	1	»	
Vénériens	»	7	5	»	2	
Total.....	68	350	240	72	106	
Total général.	418		312			

Les sorties par évacuation se sont toujours faites sur un hôpital. Si le chiffre en est un peu élevé, c'est que primitivement on ne se rendait pas compte de ce que doit être un dépôt de convalescents et que l'on nous envoyait, nos jeunes camarades des régiments surtout, bon nombre de militaires au début ou même en pleine évolution d'une affection aiguë, c'est-à-dire de vrais malades dont la place n'était point au dépôt. Parmi les convalescents venus des hôpitaux, seules quelques diarrhées chroniques et un cas de fièvre typhoïde récidivée ont dû reprendre le chemin de l'hôpital. Aussi peut-on avancer que tous les vrais convalescents se sont rétablis au dépôt.

Les hommes guéris sortent en masse, inscrits sur des listes dressées comme on sait. Il est regrettable qu'ils ne sortent pas du dépôt par billet individuel, comme d'un hôpital. Nous l'avons demandé sans l'obtenir. Cependant nous pourrions, sur le talon de ce billet, donner quelquefois au médecin du corps des renseignements utiles.

S'il se rencontre moins de carottiers qu'autrefois dans l'armée, il y en a néanmoins, et nous en avons eu. Nous avons eu des hommes entretenant un trajet fistuleux, une plaie, simulant une sciatique, une affection de la peau, etc... Une fois à leur régiment, ces militaires ne manquent sans doute pas de chercher à tromper le médecin qui, ne pouvant en campagne les observer assez longtemps, tout naturellement les envoie de nouveau à l'hôpital. Il serait facile de l'éviter : un mot sur le talon d'un billet de sortie et rien de pareil n'arriverait ; seulement, nous n'avons pas ce billet.

La durée moyenne du séjour des militaires au dépôt a été de vingt-trois jours, durée qui n'a rien d'extraordinaire quand on considère le nombre important de ceux qui ont eu la fièvre typhoïde ou de ces diarrhées rebelles, si communes en ce pays, sans oublier la saison pluvieuse que nous venons de traverser ; car le temps de séjour peut varier beaucoup selon la saison, comme selon la nature et la gravité de la maladie dont relèvent les convalescents [1].

1. Le manuscrit de cette relation de campagne a été présenté à l'Académie de médecine par M. le baron Larrey et s'y trouve aux Archives de 1881.

MAYENNE, IMPRIMERIE CHARLES COLIN

www.ingramcontent.com/pod-product-compliance
Ingram Content Group UK Ltd.
Pitfield, Milton Keynes, MK11 3LW, UK
UKHW012258240726
13966UKWH00004B/1470